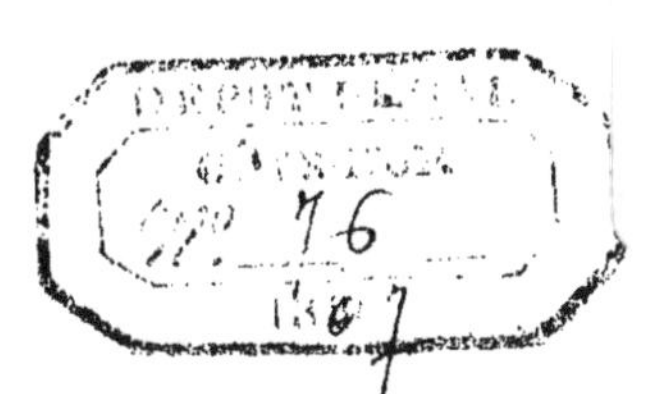

TRAITEMENT HYDROTHERMAL

DE LA

ET DU

PAR

le Docteur RENÉ BRULARD (de Dijon)

Membre de la Société d'Hydrologie

Médecin-consultant à Vichy

DIJON

IMPRIMERIE JACQUOT ET FLORET

12, Rue Berbisey, 12

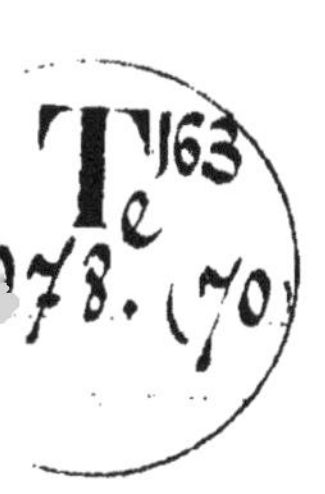

TRAITEMENT HYDROTHERMAL
DE LA GOUTTE ET DU RHUMATISME
à Vichy

TRAITEMENT HYDROTHERMAL

DE LA

GOUTTE

ET DU

RHUMATISME

PAR

le Docteur RENÉ BRULARD (de Dijon)

Membre de la Société d'Hydrologie

Médecin-consultant à Vichy

DIJON

IMPRIMERIE JACQUOT ET FLORET

12, Rue Berbisey, 12

AVANT-PROPOS

Nous n'avons d'autre but que d'éclairer le corps médical sur les modifications importantes qui ont été réalisées tout récemment dans l'établissement thermal de Vichy, et sur de nouveaux appareils qui y ont été installés. Déjà les plus heureux résultats en ont été la conséquence en ce qui concerne le rhumatisme et certaines formes de goutte, que l'on ne croit généralement pas justiciables du traitement de Vichy.

Nous nous sentons d'autant plus autorisé à porter ces faits à la connaissance de nos confrères, que nous nous sommes rappelé l'opinion de M. E. Besnier à cet égard :

« Pour le rhumatisme aussi bien que pour d'autres affections, il faut une révision générale et un classement nouveau de nos ressources hydrothermales; l'avenir définitif appartiendra aux stations qui sauront combler les lacunes si grandes de la plupart des établissements thermaux actuels. Que les médecins attachés aux diverses stations veuillent bien, dans leurs publications médicales, si importantes quand elles sont destinées aux médecins, faire la lumière exacte sur les ressources réelles de chacune d'elles; ils feront à la fois œuvre utile à la science et à l'intérêt de leurs eaux (1). »

Nous nous conformons donc à ces sages conseils et nous pensons rendre ainsi un double service aux médecins et aux malades.

Beaucoup de rhumatisants viennent à Vichy pour leur foie ou leur estomac, après avoir fait préalablement une saison à Aix, Bourbonne, Bourbon-l'Archambault ou une autre station similaire. Or, on peut fort bien éviter à ces malades ce double déplacement, puisqu'ils trouveront à Vichy un traitement méthodique et parfait de leurs manifestations rhumatismales.

Nous décrirons ces appareils perfectionnés, qui donnent actuellement à cette station thermale une suprématie évidente sur les autres villes d'eaux où se pratique ordinairement la cure du rhumatisme; enfin, nous porterons à la connaissance de nos lecteurs un certain nombre d'observations concluantes, où chacun pourra constater l'excellence des résultats obtenus.

(1) E. Besnier, article sur le rhumatisme (Dict. Dechambre).

TRAITEMENT HYDROTHERMAL
DE LA GOUTTE ET DU RHUMATISME
à Vichy

PREMIÈRE PARTIE

GOUTTE

CHAPITRE PREMIER

PATHOGÉNIE DE LA GOUTTE — URICÉMIE

Bien que nous n'ayons l'intention de nous occuper ici que du traitement hydrothermal de la goutte, nous croyons utile de rappeler, parmi les nombreuses théories émises sur sa pathogénie, celles qui sont les plus importantes et qui ont eu, jusqu'à ce jour, le plus de crédit dans le monde scientifique.

De toutes ces théories il ne ressort rien d'absolument certain, et, malgré toutes les recherches de la chimie et de la bactériologie, l'origine de la goutte, sa définition exacte, sa manière d'être sont encore des points fort obscurs. Tout récemment, au Congrès de Wiesbaden (avril 1896), M. Von Noorden déclare que la pathogénie de cette maladie n'est pas assez connue, ni suffisamment établie pour pouvoir formuler les principes d'une médication systématique.

Nous savons, toutefois, que la goutte se manifeste incontestablement par les caractères suivants :

1° Présence de l'acide urique en excès dans le sang;

2° État anormal des urines qui contiennent également un excès d'acide urique;

3° Accumulation d'acide urique sous forme d'urates dans les cavités articulaires et dans l'épaisseur de certains tissus;

4° Symptomatologie spéciale dont le signe classique est une fluxion articulaire occupant, la plupart du temps, les petites articulations du pied et de la main, et notamment le gros orteil.

Garrod, le premier, a considéré la goutte comme une maladie constitutionnelle, diathésique, essentiellement caractérisée par un excès d'acide urique dans le sang. Le procédé qu'il employa pour déceler la présence de cet acide urique est connu sous le nom de procédé du fil et est fort simple. On met dans une ampoule 8 grammes de sérum additionné de 20 gouttes d'une solution d'acide acétique à 28 °/₀. On place cette ampoule de verre dans une température ambiante de 20° environ, et on fait tremper dans le sérum recueilli quelques brins de fil pendant une durée de un ou deux jours. Les fils se couvrent peu à peu de cristaux typiques d'acide urique.

Depuis ces expériences de Garrod, la plupart des médecins ont admis cette théorie, et, parmi eux, M. Lécorché, notamment, fait de cet excès d'acide urique le signe essentiel de la goutte, au même titre que pour le diabète la présence du sucre dans l'urine. MM. Charcot, Cornil, Rendu, Jaccoud, Ebstein, Dyce Duckworth et beaucoup d'autres auteurs insistent sur le rôle important de l'acide urique dans la diathèse goutteuse.

M. Bouchard, lui, considère la goutte, à l'instar des maladies d'origine arthritique, comme étant le résultat d'un ralentissement de la nutrition; il admet bien la formation exagérée de l'acide urique, mais il n'en fait pas un signe pathognomonique et il cite la cirrhose et la leucocytémie, où ce phénomène existe encore d'une façon plus accentuée.

Il est absolument certain que la goutte a une connexion évidente avec toutes ces affections qui sont du domaine de l'arthritisme et dont M. Bouchard fait un groupe spécial, qu'il appelle maladies par ralentissement de la nutrition. Les goutteux, en effet, brûlent mal les graisses, les sucres, les substances azotées et sont souvent atteints de lithiase biliaire, d'obésité, de diabète, d'asthme.

M. Rendu considère même ces affections comme des formes larvées de goutte. Enfin, dans les antécédents héréditaires des goutteux, toutes ces maladies, provenant d'une même diathèse, jouent un rôle considérable.

Que l'uricémie soit un signe pathognomonique ou non, on ne saurait contester la réelle importance de ce symptôme; et l'acide urique, à coup sûr, est intimement lié à l'évolution goutteuse. Mais quelle est son origine, son influence exacte? D'après Strecker, il dériverait du glycocolle; d'après Wandt, il ne serait que le reliquat incomplètement oxydé d'un corps intermédiaire qui, dans l'organisme, doit passer à un degré plus avancé. Beaucoup de physiologistes l'assimilent à l'urée. D'autres ont émis l'hypothèse qu'il se formerait aux dépens des produits de décomposition de l'albumine. Beneke s'est demandé s'il ne proviendrait pas des globules blancs, se basant sur ce fait qu'on le constate également en excès dans l'albuminurie et la leucémie. Cette théorie a été reprise depuis par MM. Kowel, Neusser, Kolisch, Frænkel. Au Congrès de Wiesbaden, en avril 1896, M. Weintrand, de Breslau, nous dit : « La substance mère de l'acide urique est la nucléine, qui provient des aliments et non des noyaux des cellules. On n'augmente pas d'ailleurs l'acide urique en donnant de l'acide nucléique pur, mais on l'augmente en donnant du thymus. » Quant au lieu d'origine de l'acide urique, il a été également fort discuté. Ranke admet la rate comme le lieu de formation de cet élément. Ebstein veut qu'il se forme dans la moëlle des os et dans les muscles, Ch. Robin dans le tissu fibreux, Messner dans le foie. M. Lécorché partage cette dernière opinion, mettant en avant la production énorme d'acide urique sous l'influence de certaines affections hépatiques telles que les cirrhoses, l'ictère, etc. Enfin, Zaleski choisit le rein comme étant le lieu d'origine de l'acide urique. Tout dernièrement, au Congrès de médecine de Nancy (août 1896), M. Laval cita une observation où la part du rein dans la genèse de l'acide urique ne peut être mise en doute. Toutes les hypothèses émises sont vraies, dit M. Laval. L'acide urique se forme dans le rein, le foie, la rate, au sein des systèmes sanguins et lymphatiques, enfin partout où il y a des globules blancs; il suffit qu'un de ces viscères ou l'un de ces systèmes soit affecté pour que la fonction excrétrice, à laquelle travaille une grande partie de l'organisme, subisse un trouble, celui des facteurs du grand labeur général qui aura éprouvé une atteinte morbide.

Mais en vertu de quelle loi physiologique l'acide urique se dépose-t-il dans les tissus? Citons à cet égard l'opinion de M. Bouchard : « La rétention, dit cet auteur (1), dans le sang et dans les tissus,

(1) Bouchard, *Maladies par ralentissement de la nutrition*, page 170.

de l'acide urique formé ou non en quantité exagérée, peut être rendue possible par la diminution de l'alcalinité du sang, par la prédominance des acides. Or nous savons que cette prédominance des acides est une condition qui favorise la précipitation à l'état libre ou à l'état d'urates acides, de l'acide urique, même lorsqu'il n'existe pas en excès. » M. Bouchard, après de nombreux examens du sang et des urines des goutteux, en est arrivé à cette conclusion probable : c'est qu'il y a formation exagérée ou destruction trop lente des acides organiques.

L'uricémie serait donc un symptôme de cet état pathologique, sans en être la cause réelle. On peut aussi supposer que les dépôts uratiques s'effectuent dans les cavités articulaires et dans les tissus, en raison de certaines modifications physiques et chimiques (Œttinger).

M. Lécorché repousse la théorie de MM. Beneke et Bouchard sur la nutrition retardante, s'appuyant sur l'augmentation de l'urée chez les goutteux francs. Il admet, au contraire, une accélération de la nutrition. Seulement, nous devons remarquer que si l'urée est augmentée, cela tient peut-être à ce que les goutteux jeunes, vigoureux, mangent beaucoup de viande et éliminent, par suite, une grande quantité d'urée. Lorsqu'elle diminue, c'est qu'alors la nutrition s'opère mal et que les fonctions digestives sont mauvaises.

Il existe enfin une autre théorie pathogénique de la goutte, celle qui rattache cette maladie à la diathèse névropathique. Il est d'ailleurs certain que les maladies arthritiques, goutte, diabète, obésité, rhumatisme, ont des rapports étroits avec les névroses et concoïncident souvent avec la neurasthénie, l'hystérie, l'épilepsie. Dyce Duckworth considère la goutte comme une névrose primitive, une maladie neuro-humorale. C'est la théorie également de MM. Proust et Lancereaux qui croient que l'uricémie se trouve subordonnée à un désordre primitif de l'innervation nutritive. La goutte, dit M. Lancereaux (1), est l'effet d'une névrose, la manifestation d'un état névropathique, tout à la fois vaso-moteur et trophique.

(1) LANCEREAUX, *Leçons de clinique médicale.*

CHAPITRE II

URINE DES GOUTTEUX

L'analyse de l'urine chez les goutteux a une réelle importance au point de vue du diagnostic et du traitement. C'est ainsi que des praticiens ont pu pressentir des accès de goutte chez des individus jusque-là indemnes. L'urine de ces malades n'a pas toujours les mêmes caractères, selon qu'on l'examine au commencement, à la fin ou dans l'intervalle des accès.

En général, la quantité d'urine émise dans les 24 heures est augmentée et atteint de 1 litre 1/2 à 2 litres 1/2. Elle est limpide et de couleur foncée. A mesure qu'elle se refroidit, elle laisse déposer au fond du vase des sédiments rouges ou blancs, qui adhèrent à la paroi. Ces sédiments sont composés d'acide urique, d'urates, de phosphates, etc.

L'acidité des urines goutteuses est considérable et persistante ; elle est due non pas à l'excès d'acide urique, mais bien à l'excès d'acide phosphorique, qui augmente chez ces malades, pour les mêmes raisons que l'urée augmente elle-même. Citons en outre la présence fréquente d'oxalates.

D'après les analyses de MM. Bouchard et Lécorché, c'est surtout pendant la période où évolue sournoisement la diathèse goutteuse, bien avant qu'une première attaque ne soit survenue, que les trois éléments, dont nous venons de parler, atteignent des chiffres élevés. Ainsi l'acide urique peut être constaté à raison de 1gr50 à 1gr80 en 24 heures; toutefois, la moyenne est de 0gr80 à 1gr. L'acide phosphorique peut dépasser 3gr. Quant à l'urée, elle atteint les chiffres de 20 à 30gr par litre, par conséquent 35 à 45gr en 24 heures (Lécorché).

La densité dans ce cas est considérable (1020 à 1030).

Tous ces chiffres sont très variables et se modifient au moment de l'attaque goutteuse. Un peu avant et pendant les premiers jours de l'accès aigu, ils diminuent considérablement et tombent au-dessous de la normale. Ce n'est qu'après le cinquième, le huitième, le dixième jour qu'il se produit une véritable décharge uratique. L'acide urique, l'acide phosphorique et l'urée augmentent rapidement et reprennent leurs chiffres élevés. Enfin, après la cessation de l'attaque, l'urine ne redevient pas normale, elle reste avec les mêmes éléments en excès, comme si rien d'insolite ne s'était passé.

Ce que nous venons de décrire se rattache à la goutte franche, aiguë, à accès réguliers. Mais lorsqu'il s'agit de la goutte chronique, les caractères de l'urine changent. Elle est moins colorée, sa densité est plus faible (1010 à 1015). Son acidité a considérablement diminué et est parfois peu appréciable. L'urée ne dépasse guère 20 à 25gr en 24 heures; dans certains cas même, ce chiffre est tombé à 5 et 3gr (observation publiée par M. Lécorché).

Cependant ces proportions se relèvent à la fin des crises aiguës, sans toutefois revenir, à beaucoup près, aux chiffres constatés dans la goutte franche.

Il va sans dire que chez les goutteux dont le rein et la vessie sont atteints, l'urine est tellement altérée par ces complications, qu'elle ne présente plus les caractères de la goutte. Dans le cas d'autres complications viscérales au cours de cette diathèse, l'urine ne subit pas toujours, dans les éléments qu'elle contient en excès, les fluctuations que nous avons signalées et qui sont plus spécialement caractéristiques de la goutte articulaire, à accès normaux.

On peut voir par ce qui précède quelle importance peut avoir l'analyse de l'urine des goutteux; c'est surtout avec les renseignements qu'elle fournit que nous pouvons nous rendre compte de l'état actuel de la maladie et des effets du traitement institué. Il est même fort utile que cette analyse soit renouvelée souvent et exécutée avec le plus grand soin.

CHAPITRE III

LÉSIONS ARTICULAIRES DE LA GOUTTE

Le caractère essentiel des lésions pathologiques de la goutte est le dépôt d'urates soit dans les cavités articulaires, soit dans le tissu des viscères.

Ce sont ces dépôts qui constituent les tophus et les déformations plus ou moins considérables que l'on observe dans les articulations des vieux goutteux.

Ce fut à la fin du siècle dernier que Wollaston et Tennant déterminèrent la nature des tophus et découvrirent qu'ils étaient formés d'urate de soude. Plus tard, Lehmann et Laugier firent des analyses très complètes de ces dépôts intraarticulaires et en conclurent que l'urate de soude en constitue la partie essentielle.

ANALYSE DE LEHMANN

Urate de soude	52.12
Urate de chaux	1.25
Chlorure de sodium	9.84
Phosphate de chaux	4.32
Tissu cellulaire	28.49
Eau	3.98

Ces concrétions uratiques jouent un rôle considérable dans la goutte, en altérant les fonctions des organes contaminés, articulations ou viscères. Dans les articulations, ces urates se déposent non pas à la surface du cartilage, mais dans l'épaisseur même de son tissu. Ebstein, Rokitansky, Forster croient que c'est dans la fibre cartilagineuse que s'accumule le dépôt uratique. Mais MM. Charcot et Cornil ont établi qu'il se développe dans les cellules mêmes et à l'entour de ces cellules, qui finissent par s'altérer à ce contact.

Les séreuses articulaires, les ligaments, les tendons, le tissu cellulaire qu'entoure l'articulation, même les couches profondes du derme, peuvent être envahis par ces accumulations d'urate de soude; les cavités se remplissent parfois d'une boue crayeuse, qui se solidifie et détermine une ankylose. Il s'ensuit naturellement des états inflammatoires des articulations ainsi lésées, avec production dans certains cas de végétations osseuses.

Les articulations qui sont le plus souvent atteintes sont les petites articulations des pieds et des mains; les dépôts uratiques s'y effectuent plus rapidement que partout ailleurs et produisent des déformations énormes. En outre, il existe des petites nodosités, également formées d'urates et se développant à la surface extérieure des capsules articulaires et des ligaments. Ce sont ces nodosités que l'on désigne sous le nom de tophus. Ils se manifestent non pas seulement au niveau des articulations, mais encore dans certains autres points du corps, notamment aux oreilles. Ces concrétions se remarquent parfois sur le pavillon de l'oreille, bien avant que la goutte ne se soit manifestée par un accès. Garrod en cite un cas qui a précédé de cinq ans l'attaque articulaire; Charcot en cite un autre qui a précédé d'un an; nous-même avons constaté un tophus de l'oreille chez un goutteux qui n'eut son premier accès que trois ans plus tard.

Nous ne parlerons point ici des dépôts uratiques qui s'effectuent dans le parenchyme des viscères, ces lésions n'étant pas modifiées par le traitement hydrothermal. Signalons toutefois, comme étant un accident des plus fréquents sinon constant, l'altération rénale. C'est là un point important dans la cure de la goutte, car cette complication exige un traitement sage et prudent.

CHAPITRE IV

TRAITEMENT HYDROTHERMAL DE LA GOUTTE A VICHY

Il ressort de toutes les théories émises sur la pathogénie de la goutte et sur sa nature même, que nous ne devons penser actuellement à aucune médication nouvelle. C'est donc encore aux alcalins que l'on devra recourir pour combattre la diathèse goutteuse. De nombreuses expériences ont été faites pour expliquer les heureux effets du bicarbonate de soude dans la goutte, et malgré tout, on n'est pas arrivé à des conclusions certaines. Ainsi nous voyons que Beneke, Kratschmer, Muench trouvent la quantité d'urée éliminée absolument normale ; au contraire, Martin-Damourette, Hyades, Meyer constatent une augmentation. Selon Lécorché, il y aurait augmentation de l'acide urique sous l'influence des eaux alcalines. Les analyses de Pfeiffer, Tadelmann nous donnent des résultats extrêmement variables. MM. Hayem, Albert Robin et beaucoup d'autres auteurs admettent une diminution dans l'élimination de l'urée. M. Bouchard a constaté par des analyses répétées que le bi-carbonate de soude enlevait aux urines leur acidité et leur rendait une alcalinité persistante. Mais, comme le disent fort bien MM. Proust et Mathieu (1), si les théoriciens discutent, les cliniciens s'accordent pour reconnaître les bons effets des eaux alcalines dans le traitement de la goutte et plus spécialement des eaux prises directement aux stations.

« Les alcalins, dit M. Lécorché (2), constituent pour nous le traitement par excellence de la diathèse goutteuse et par conséquent le traitement préventif de la goutte articulaire et viscérale. » Cet auteur reproduit un tableau très concluant de Ch. Petit, où sont consignés dix-neuf cas de goutte, tous considérablement améliorés par l'emploi des eaux de Vichy.

M. Rendu est encore plus affirmatif que M. Lécorché : « L'action des alcalins est incontestablement complexe, dit-il, et elle ne se réduit pas à une simple question de chimie expérimentale. Il faut se rappeler que l'ingestion de ces bases alcalines à petites doses a pour effet de provoquer l'activité des sécrétions gastriques et intestinales, que la digestion se fait mieux et plus vite sous leur influence, et par suite que l'assimilation définitive doit être meilleure. Les expériences de Rohrig sur la secrétion biliaire montrent qu'il suffit de faire

(1) A. Proust et A. Mathieu, *Hygiène du goutteux*. — Masson, édit., 1896.

(2) *Traité de la goutte*, page 589 (Lécorché.)

absorber à un chien une petite quantité d'eau de Vichy pour voir affluer la bile par la fistule pratiquée au canal cholédoque. Il y a là une action directe sur les sécrétions et probablement sur le système nerveux. Cette influence chimique des alcalins joue un rôle considérable. Lorsque l'on fait absorber à un malade à petites doses du bi-carbonate de soude pendant un temps assez long, on constate de la façon la plus évidente que les dépôts uratiques diminuent dans les urines, et que l'acide urique en nature ne s'y montre plus. L'alcalinité du sel de soude est pour beaucoup dans ce résultat; car l'urine, au lieu d'être acide, devient neutre et alcaline. Il est donc incontestable que les alcalins constituent la médication la plus efficace à opposer à la diathèse goutteuse (1). »

On ne saurait objecter à ce traitement la question de la cachexie alcaline et l'affaiblissement général par l'abus des alcalins. On sait pertinemment par de nombreuses expériences cliniques que le bi-carbonate de soude peut être pris à de très fortes doses pendant longtemps sans aucun inconvénient. Charcot, Bouchard en ont souvent prescrit 30gr pendant plusieurs mois et n'ont constaté aucun signe de débilité chez leurs malades à la suite de ce traitement.

Du reste, ces faits n'ont aucune importance en

(1) Rendu, Article sur la goutte (Dict. Dechambre.)

ce qui doit concerner la cure de la goutte par l'eau de Vichy; car nous sommes en droit d'affirmer qu'il n'est point nécessaire de faire absorber aux goutteux une énorme quantité d'eau minérale alcaline, comme la plupart des médecins le croient volontiers. M. Rendu, d'ailleurs, dans son article cité plus haut, fait remarquer l'efficacité des alcalins à petites doses, et il insiste plus loin dans ce même article sur les excellents effets de l'eau de Vichy en particulier dans la diathèse goutteuse.

Tandis qu'à Vittel, Contrexéville, Martigny, on a pour but de faire un lessivage véritable de l'organisme du goutteux, en lui administrant de très grandes quantités d'eau, à Vichy nous devons songer surtout à utiliser l'action chimique des eaux de cette station; par conséquent nous devons les prescrire à petites doses. Ces petites doses seront largement suffisantes pour déterminer la disparition de l'acidité de l'urine et, par suite, combattre efficacement la diathèse urique. De plus, elles auront l'immense avantage, comme le fait remarquer M. Rendu, de stimuler les fonctions digestives, de favoriser la digestion. Et nous savons combien sont accentués les troubles de l'estomac dans la goutte. C'est là une complication des plus fréquentes, si fréquente que quelques auteurs (Todd, Jaccoud, Labadie-Lagrave, entre autres), la considèrent comme intimement liée à l'étiologie de la goutte et à son évolution. A ce double point de vue, l'eau de Vichy, prise à doses sinon faibles, du moins très modérées, aura les meilleurs résultats.

M. Bouchard a constaté également l'efficacité de cette médication. Il fait remarquer surtout que la disparition de l'acidité des urines persiste plusieurs mois après la suppression des alcalins chez les malades qui en font usage. Nous avons été à même de vérifier ce fait à plusieurs reprises chez différents goutteux qui avaient fait une cure à Vichy. Leurs urines ne redevenaient acides que trois, quatre, cinq et même six mois après leur saison thermale. C'est d'ailleurs pour ces raisons que l'on doit recommander à ces malades de faire de temps en temps chez eux usage d'eau de Vichy. L'examen fréquent et exact de leurs urines guidera leur médecin habituel sur le moment opportun où ce traitement deviendra nécessaire et devra être institué.

Pour nous résumer, nous formulerons les trois conclusions suivantes :

1° L'eau de Vichy produit ses merveilleux effets dans le traitement de la goutte en raison de son alcalinité.

2° Elle stimule les fonctions digestives des goutteux et combat ainsi les accidents gastriques, que l'on observe chez presque tous les malades.

3° Elle favorise la diurèse et par conséquent l'élimination de l'acide urique et de tous les déchets de l'organisme.

Il faut joindre à ce traitement interne un traitement balnéaire approprié. Ce traitement consistera en un massage prudent, méthodique, rigoureusement surveillé, des articulations malades; et on y ajoutera l'action bienfaisante de l'eau chaude. On fera donc des massages sous l'eau, et cela à l'aide d'un nouvel appareil, inventé par M. Berthe et récemment installé par la compagnie fermière dans son établissement thermal.

Les bains de vapeur, de chaleur seche, d'acide carbonique rendront également de grands services. C'est surtout lorsqu'au cours du traitement il surviendra une attaque aiguë de goutte, qu'on pourra recourir aux bains d'acide carbonique, qui donnent d'excellents résultats. C'est encore à l'aide d'un appareil, également construit par M. Berthe, le nouveau Chef des services hydrothérapiques de l'établissement thermal, que l'on réalisera ces différents modes de traitement. Nous donnerons plus loin une description détaillée des deux appareils dont nous venons de parler, et dont le rôle est considérable dans le traitement du rhumatisme.

Citons à l'appui de tout ce que nous avons dit sur la cure de la goutte, quelques observations qui démontreront nettement l'efficacité des eaux de Vichy dans cette diathèse.

OBSERVATION I

M. D..., originaire de la Côte-d'Or, père goutteux, oncle asthmatique, a sa première attaque en 1882 à l'âge de 28 ans, trois attaques en 1883, trois attaques successives au commencement de 1884, première saison à Vichy. L'année qui suivit : une seule attaque. Jusqu'en 1890, chaque année, ce malade vient à Vichy; depuis 1890, il y vient tous les deux ans, n'a pas eu une seule attaque depuis 1895. Pas de déformations articulaires. Seulement tophus aux oreilles.

OBSERVATION II

M. C..., originaire de la Côte-d'Or, d'une famille essentiellement goutteuse, grand-père, père, oncles, frère goutteux, a eu sa première attaque à 25 ans en 1875, depuis eut régulièrement des attaques répétées tous les deux ou trois mois, jusqu'en 1881, époque où il vint pour la première fois à Vichy. Chaque année, à partir de cette époque, ce malade n'a pas manqué de venir à Vichy, et, depuis 1886, il n'a pas eu une seule attaque, si ce n'est en 1891, où il eut un léger accès qui dura trois jours. Pas de déformations goutteuses.

OBSERVATION III

M. B..., originaire de Paris, pas d'antécédents héréditaires appréciables, a son premier accès de goutte en 1890, à l'âge de 32 ans, vient à Vichy, et depuis lors est resté complètement à l'abri de tout nouvel accident.

OBSERVATION IV

M. L. B..., originaire de l'Yonne, pas d'antécédents héréditaires, si ce n'est un oncle diabétique, est obèse, gros mangeur, a son premier accès de goutte à 35 ans en 1886. Cet accès n'est pas caractéristique, en ce sens qu'il débute par les gaines tendineuses du pied, s'étend aux petites articulations voisines et évite le gros orteil. Le gonflement est assez considérable, mais incolore, il n'a pas cet aspect rouge, luisant, caractéristique de la fluxion goutteuse. Pendant deux ans, ce malade eut plusieurs attaques du même genre, durant huit à quinze jours chaque fois. Il fit deux saisons à Aix, une à Royat. Cependant en 1890 on fit l'analyse du sang et des urines et le résultat permit d'affirmer l'existence de la goutte. Ce malade vint alors à Vichy; depuis cette époque, il n'eut pas une seule attaque; en 1892 et 1893, il éprouva simplement quelques douleurs vagues dans les gaines tendineuses du pied à la suite de marches forcées. Chaque année, il revient faire une cure à Vichy.

OBSERVATION V

Nous produisons ici notre propre observation. Père, médecin, mort d'une complication d'origine diabétique, et mère rhumatisante articulaire; nous eûmes les premières manifestations arthritiques dès l'adolescence : angines tousillaires fréquentes; à l'âge de 20 ans, eczéma généralisé; plus tard, poussées congestives très fréquentes du côté de la gorge et du nez; à 28 ans, première attaque de goutte. Ici, comme dans l'observation précédente, la fluxion articulaire est incolore; à part cela, tous les autres signes sont nets et l'analyse de l'urine, fréquemment répétée, décèle constamment l'acide urique, l'acide phosphorique et l'urée en excès. De même que chez le malade de l'observation IV, les accès se localisent dans les gaines tendineuses et les petites articulations du pied. Sur 15 accès de goutte que nous eûmes à subir en deux ans, deux fois seulement le gros orteil fut pris, mais sans rougeur. Nous fîmes tout d'abord une saison à Aix, qui ne produisit aucun résultat; à la suite d'une marche excessive et d'un refroidissement, nous fûmes atteint d'une attaque violente qui prit successivement les deux pieds, envahissant les gaines tendineuses et les petites articulations. A noter, pendant les trois mois que durèrent ces accidents, des troubles dyspeptiques très accentués et un amaigrissement considérable. L'examen des urines montrait constamment la présence de l'acide urique en excès; nous avons alors pris le parti d'aller à Vichy. Les résultats furent surprenants. Peu à peu les douleurs, qui avaient persisté, disparurent complètement et, depuis plus de quatre ans, nous n'avons pas eu une seule attaque. Nous attribuons cette amélioration, aussi parfaite que possible, non pas seulement à l'alcalinité de l'eau de Vichy, mais encore au massage sous l'eau chaude avec les nouveaux appareils de l'établissement thermal.

On pourra nous objecter que les goutteux qui viennent à Vichy n'ont pas tous à se féliciter d'un succès semblable. Nous ne le nions pas, mais il est à remarquer qu'un grand nombre de ces malades s'imaginent que la cure thermale doit tout faire à elle seule. Rentrés chez eux, ils reprennent leurs habitudes, le surmenage intellectuel et physique, l'abus de la bonne chère, etc. Il en est d'autres qui, au contraire, comprennent fort mal l'hygiène, qu'on leur recommande. Nous en connaissons qui croient que l'exercice physique à outrance est pour eux la meilleure des sauvegardes; ceux-là font des marches excessives, qui fatiguent leurs petites articulations et qui ramènent ainsi des accidents aigus.

Il est donc important, pour tout individu entaché de la diathèse goutteuse, de ne pas se contenter de faire sa saison à Vichy; il devra encore, comme nous l'avons déjà dit, revenir de temps en temps à la médication alcaline et se soumettre à des règles hygiéniques bien comprises. Ce qu'il faut surtout recommander à ces malades, c'est l'extrême modération en toutes choses : nourriture sobre, peu abondante, peu ou pas de vins trop généreux; pas de surmenage intellectuel, pas d'exercice physique violent et immodéré, pas de refroidissements humides, etc. C'est ainsi que les goutteux pourront lutter avec avantage contre leur diathèse.

Tout ce que nous avons dit jusqu'alors de la cure thermale de la goutte se rattache spécialement à la goutte franche, à allures régulières. Toutefois nous ne partageons pas l'avis d'un certain nombre de médecins qui, autrefois, proscrivaient systématiquement l'emploi des eaux de Vichy chez les goutteux chroniques ou asthéniques. Ainsi MM. Durand-Fardel, Villemin, Sénac, Jaccoud nous semblent beaucoup trop affirmatifs dans leur opinion à cet égard. Il est évident que chez les goutteux à complications viscérales, chez les sujets âgés, débilités, la cure devra être conduite avec la plus extrême prudence; les quantités d'eau alcaline ingérées devront être très restreintes, eu égard notamment au mauvais état du rein.

On peut opposer à cette manière de voir que, chez les goutteux chroniques, il arrive fort souvent que l'acide urique n'existe plus en excès dans le sang et dans les urines; qu'il réapparait seulement pendant les attaques aiguës. Ceci est très vrai, mais il faut remarquer que l'évolution goutteuse persiste quand même et que si l'acide urique s'élimine moins, il s'accumule davantage dans les articulations et dans les tissus. Ajoutons, enfin, que l'état de faiblesse de certains goutteux ne saurait être également une contre-indication de la cure de Vichy. Il est absolument prouvé que la cachexie alcaline n'est pas à craindre, surtout lorsqu'il s'agit de doses aussi faibles que celles que l'on donne à ce genre de malades. L'eau de Vichy, au contraire, sera le meilleur tonique pour ces malades, dont l'estomac fonctionne généralement très mal, par suite de troubles dyspeptiques ou de catarrhe d'origine goutteuse. Ces mauvaises digestions sont souvent la cause principale de la faiblesse des goutteux chroniques; or, les effets de l'eau de Vichy prise à petites doses sont connus dans ces cas pour être très favorables, en activant les fonctions de l'estomac.

Si les auteurs que nous avons cités plus haut redoutaient l'usage des eaux de Vichy chez les goutteux, la raison en est que l'ancienne méthode de traitement comprenait l'ingestion d'une grande quantité d'eau, et qu'alors les effets obtenus étaient souvent déplorables.

Nous pourrions d'ailleurs publier plusieurs observations de goutteux chroniques ou asthéniques, remarquablement améliorés par la cure de Vichy. Nous nous contenterons d'en citer deux.

OBSERVATION I

M. B..., du département de la Haute-Loire, est âgé de 50 ans. Son père était atteint de goutte, sa mère de lithiase biliaire. Ce malade présente des signes de neurasthénie depuis sa jeunesse. Son premier accès de goutte apparut lorsqu'il eut 25 ans. Depuis lors, sa goutte est devenue franchement chronique. Ses articulations sont déformées par les concrétions uratiques et il existe de nombreux tophus. Son état général laisse à désirer; il est plutôt maigre, pâle, les muqueuses décolorées. Il n'a rien au foie ni au cœur, pas d'artério-sclérose appréciable; son estomac est mauvais et, depuis longtemps, ce malade ne peut presque pas manger et a des digestions extrêmement pénibles. Son urine est légèrement acide, son urée voisine de la normale. Nous devons noter que ce goutteux avait fait trois saisons balnéaires : la première à Vittel, en 1888; la seconde à Royat, en 1890, et la troisième à Contrexéville, en 1891, et cela en n'obtenant que des résultats insignifiants.

Il se décida, de guerre lasse, à venir à Vichy en 1895. Il y fut soumis au traitement ci-dessus indiqué, c'est-à-dire à l'ingestion progressive de très petites quantités d'eau alcaline, qu'il supporta très bien dans ces conditions. De plus, il eut à subir chaque jour une séance de massage sous l'eau chaude. En quittant Vichy, après sa saison faite, ce malade avait engraissé de 12 livres, son appétit était revenu et son estomac fonctionnait normalement. Enfin, sous l'influence du bain-douche-massage de Vichy, ses articulations étaient moins grosses et plus souples. Il revint à Vichy cette année, suivit exactement le même traitement et, avant de publier cette observation, nous avons tenu à savoir ce qu'était actuellement l'état de ce goutteux. Nous avons donc demandé des renseignements à son médecin, qui nous a écrit que l'amélioration, en 1896, avait été encore plus remarquable qu'en 1895. L'état général du malade est infiniment meilleur, et beaucoup de ses articulations ont retrouvé la totalité de leurs mouvements.

OBSERVATION II

M. C..., originaire de la Côte-d'Or, âgé de 57 ans; père atteint de gravelle, mère rhumatisante; a un frère diabétique. Ce malade est atteint de goutte depuis l'âge de 30 ans; il a des tophus et des déformations articulaires depuis de longues années; il ne peut plus plier la plupart de ses phalanges. Il semble avoir également quelques nodosités d'Héberden. Son état général est peu satisfaisant; il est maigre, pâle, très affaibli; il est, avec cela, très nettement neurasthénique. Son rein fonctionne mal, son foie est légèrement volumineux et il a du catarrhe gastrique, par conséquent des digestions déplorables. Il est l'hôte habituel de Vittel et de Contrexéville, qu'il fréquente depuis 15 ans; une seule fois il est allé à Évian et c'est dans cette dernière station seule qu'il éprouva quelque bien-être un peu persistant. Toutefois, un médecin de Lyon, qu'il était allé consulter, lui conseilla Vichy, contrairement à toutes les opinions émises jusqu'alors. Le malade se décida et vient de faire trois saisons consécutives, en 1894, 1895, 1896. Comme le précédent, il fut soumis à une médication alcaline extrêmement modérée et prudente; les résultats obtenus furent aussi satisfaisants. L'appétit, qui faisait complètement défaut, est revenu, les fonctions de l'estomac sont infiniment meilleures et le malade a gagné 25 livres depuis sa première saison, en 1894. Mais, où l'amélioration est surtout remarquable, c'est pour ce qui concerne les articulations malades. Plusieurs ont retrouvé la totalité de leurs mouvements et celles qui étaient ankylosées, et privées par conséquent de toute mobilité, sont aujourd'hui relativement souples et peuvent exécuter un certain nombre de mouvements.

Nous devons faire remarquer que ce qui a amené cet heureux changement dans les articulations malades de ces deux goutteux, c'est surtout la double action de l'eau chaude combinée avec le massage.

L'eau chaude débarrasse la peau des produits extérieurs, qui en empêchent le fonctionnement normal ; c'est une sorte de décapage que l'on doit chercher en pareil cas et qui est merveilleusement obtenu avec l'appareil de M. Berthe ; de plus, elle congestionne les téguments et en active les fonctions, ce qui a une grande importance chez le goutteux, surtout lorsque son rein fonctionne mal. Quant au massage, ses effets sont remarquables ; lorsqu'il est pratiqué sagement, prudemment, les accès aigus ne sont pas à redouter. Peu à peu les manœuvres deviennent plus énergiques ; les dépôts uratiques qui encombrent les tissus et les cavités articulaires, et qui immobilisent ainsi les jointures, sont brisés, broyés, réduits en poudre, de telle sorte qu'ils sont absorbés et dissous plus facilement. Les articulations retrouveront ainsi leurs mouvements par suite de l'action mécanique du massage et par suite également de l'élimination, rendue plus facile, des éléments anormaux.

Beaucoup d'auteurs préconisent ce traitement dans la goutte, notamment MM. Charcot, Bouchard, Lécorché et, plus récemment, M. Œttinger, qui insiste sur les bons effets de l'eau chaude.

Nous terminerons cette étude en indiquant les complications goutteuses qui sont justiciables des eaux de Vichy et celles qui sont, au contraire, une contre-indication.

Dans le premier groupe, nous classerons : la

lithiase biliaire, le diabète et, surtout, les troubles du tube digestif, soit qu'ils proviennent de l'intestin, soit qu'ils proviennent de l'estomac, ce qui, d'ailleurs, est de beaucoup le plus fréquent, comme nous l'avons fait observer plus haut. Souvent il ne s'agit que d'une simple dyspepsie, surtout dans la goutte franche, normale. Dans la goutte chronique et asthénique, c'est ordinairement un catarrhe gastrique. Nous avons vu comment l'eau de Vichy, prise à doses faibles, produit d'excellents effets en pareil cas.

Les complications qui s'opposent à la cure de la goutte, à Vichy, sont assez restreintes. Ce sera lorsque nous nous trouverons en présence d'un goutteux qui sera atteint d'artério-sclérose accentuée, ou qui aura une tendance aux congestions cérébrales, au ramollissement, ou bien encore qui présentera des lésions valvulaires non compensées.

Si le malade est simplement affaibli et s'il a des symptômes peu accentués de néphrite interstitielle, les eaux de Vichy non seulement ne seront pas proscrites, mais encore elles pourront être d'une grande utilité, à la condition essentielle qu'elles soient prudemment administrées.

DEUXIÈME PARTIE

RHUMATISME

CHAPITRE PREMIER

RHUMATISME ARTICULAIRE AIGU

Pathogénie et Nosographie

Si la question de la goutte a été fort controversée, les théories sur le rhumatisme articulaire aigu sont également nombreuses; et malgré toutes les recherches bactériologiques récentes, la lumière n'est pas encore faite sur la manière d'être et sur la nature de cette maladie.

Les anciens la confondaient avec la goutte; ce fut Sydenham qui, le premier, en fit la distinction. Plus tard, Landré-Beauvais et Haygarth en établirent les véritables caractères. Cullen l'a définie comme une phlegmasie provoquée par le froid. Bouillaud en fait une affection inflammatoire du

4

tissu fibro-séreux des articulations et des synoviales. Chomel, plus perspicace, la considère, le premier, comme une maladie *sui generis*. D'autres, Heymann, notamment, regardent les arthropathies comme des troubles névrotrophiques. Enfin Hueter attribue ces manifestations d'arthrite aiguë à des embolies capillaires, dues à une endocardite qui serait la lésion primitive. Il range le rhumatisme articulaire aigu parmi les maladies infectieuses zymotiques, et il émet l'idée de corpuscules organisés, agents irritants phlogogènes, qui pénétreraient dans le sang par la peau. En 1894, M. Buss se rapproche de cette théorie, en admettant comme cause du rhumatisme aigu l'infection de l'économie par des micro-organismes, infection qui se produirait par la voie amygdalienne.

Un assez grand nombre d'auteurs, qui se sont occupés de cette question, ont cherché à voir dans la pathogénie de cette affection, comme cause principale, la présence anormale de l'acide lactique dans le sang. L'acide lactique, qui se trouve dans les muscles à la suite de fatigues, de marches, d'excès de travail, doit être éliminé par la sueur, ou transformé en acide carbonique et eau. Or, sous l'influence du froid, ce phénomène ne se produit plus et l'acide lactique, dans ce cas, s'accumulant dans le sang, les articulations déjà fatiguées deviendraient le siège de poussées aiguës de rhumatisme.

Senator en a fait également une affection autonome, qu'il ne définit pas. Il se contente d'en admettre la spécificité, en se basant sur l'action spéciale des salicylates sur tout ce qui est rhumatisme.

M. Bouchard, enfin, rattache cette affection au groupe des maladies par nutrition retardante et fait remarquer son étroite parenté avec la goutte, l'obésité, la lithiase biliaire, le diabète.

Dans son ouvrage sur les maladies par ralentissement de la nutrition, le savant professeur publie une statistique à l'appui de son assertion; nous la reproduisons ici :

Sur 100 malades affectés de lithiase biliaire, le rhumatisme musculaire a été noté 38 fois, le rhumatisme articulaire aigu 28 fois, le rhumatisme articulaire chronique 28 fois.

Sur 100 malades affectés d'obésité, le rhumatisme musculaire a été noté 39 fois, le rhumatisme aigu 31 fois, le rhumatisme articulaire chronique 12 fois.

Sur 100 malades affectés de diabète, le rhumatisme musculaire a été noté 22 fois, le rhumatisme aigu 16 fois, le rhumatisme articulaire chronique 8 fois.

Sur 100 malades affectés de goutte, le rhumatisme musculaire a été noté 9 fois, le rhumatisme aigu 9 fois, le rhumatisme articulaire chronique 6 fois.

A côté de cette statistique, M. Bouchard en publie une autre non moins concluante, où il démontre la fréquence du rhumatisme dans les familles des goutteux, des diabétiques, des obèses et des malades atteints de lithiase biliaire, ce qui prouve l'affinité pathologique du rhumatisme avec ces quatre maladies.

De ces différentes théories, deux surtout nous semblent avoir à leur actif un certain nombre de preuves sérieuses, nous voulons parler de la théorie infectieuse, d'abord, et en second lieu, de la théorie humorale avec prédominance des acides et l'influence toute spéciale de l'acide lactique.

Dans le premier cas, qui est la théorie de Hueter, Klebs, reprise sous une autre forme par Buss, Gerhardt, la nature infectieuse du rhumatisme articulaire aigu semble avoir en sa faveur certains faits intéressants d'Edlefsen, de Friedlander, qui montrent une véritable épidémie de rhumatismes prenant plusieurs membres d'une même famille. Malheureusement ces faits sont exceptionnels et ne sauraient constituer une preuve indiscutable en raison de leur rareté. D'un autre côté, ce qui donne une raison d'être à l'opinion de M. Buss, c'est que l'amygdale héberge souvent une ou plusieurs bactéries qu'on trouve dans l'arthrite rhumatoïde. De plus, MM. Ballet et Macaigne ont publié dernièrement une fort intéressante observation (1) de rhumatisme articulaire aigu chez une fillette de 8 ans,

(1) *Médecine moderne*, n° 101, 16 décembre 1896.

ayant eu comme complication une endo-péricardite. Cette petite malade mourut d'une syncope. On fit, 24 heures après la mort, l'examen bactériologique du sang du cœur et de la sérosité contenue dans le péricarde; cet examen démontra l'existence de nombreuses colonies du streptocoque, à l'exclusion de tout autre microbe. MM. Macaigne et Ballet en tirent les conclusions suivantes : « Nous nous croyons autorisés à attribuer non seulement la péricardite, mais aussi le rhumatisme lui-même à l'action de ce streptocoque. Cette observation vient aussi corroborer l'opinion de ceux qui croient que le rhumatisme peut relever de l'action de divers micro-organismes, parmi lesquels le streptocoque. » Toutefois, MM. Straus, de Saint-Germain, Widal (1) ont fait de nombreux examens bactériologiques du sang et de la sérosité des arthrites chez les rhumatisants, sans découvrir aucun microbe. M. de Saint-Germain, dans sa thèse de Paris (1893), fait remarquer que les allures du rhumatisme, la nature de ses lésions sont caractéristiques d'un état infectieux. Pour M. Leredde (2) l'infection sanguine semble indiscutable et se trouve démontrée par l'endocardite; car toutes les endocardites connues sont l'effet de l'action locale des parasites. La plupart des médecins semblent accepter ac-

(1) Widal, *Traité de médecine* (Brouardel, Gilbert, Girode).

(2) Leredde, *Essai sur la polyarthrite rhumatismale vulgaire* (Archives générales de médecine, août 1896).

tuellement cette théorie infectieuse, bien que la bactériologie n'ait pas irréfutablement tranché la question. Reste la théorie de l'acide lactique, qui compte peu de partisans. Citons néanmoins les expériences intéressantes de Richardson qui a pu provoquer chez des animaux des inflammations séreuses par les injections d'acide lactique. Foster a provoqué une attaque de rhumatisme aigu chez deux diabétiques, en leur donnant de l'acide lactique à haute dose. Kulz a observé un cas semblable, chez un autre diabétique. Enfin on constate chez les rhumatisants une extrême acidité des sueurs et de l'urine ; le sang perd de son alcalinité et les épanchements séreux sont franchement acides (Charcot, Bouchard).

Tout en admettant la théorie infectieuse, qui semble la plus rationnelle, on ne saurait mettre en doute l'état diathésique des individus prédisposés au rhumatisme. Les antécédents héréditaires et les affinités de cette maladie avec les affections arthritiques, goutte, lithiase biliaire, diabète, obésité, en sont une preuve indiscutable. Plusieurs auteurs ont appelé ce rhumatisme polyarthrite aiguë. Cette dénomination est incomplète, car il ne s'agit point ici d'une affection uniquement caractérisée par un état inflammatoire spécial des séreuses articulaires; l'endocardite, la pleurésie ne sont pas des complications, des accidents, mais bien des phases particulières du rhumatisme aigu. Nous avons vu plusieurs malades avoir une pleurésie ou une endocardite rhumatismale, précédant la fluxion articulaire. C'est donc une maladie autonome, se développant chez des individus prédisposés, c'est-à-dire contaminés par une diathèse, et se manifestant par des fluxions plus ou moins intenses des séreuses, notamment de l'endocarde, de la plèvre et des synoviales articulaires. C'est pourquoi, faute de mieux, continuons à appeler cette maladie rhumatisme aigu, en retranchant de l'ancienne appellation le mot articulaire.

Anatomie pathologique. — Nous n'envisagerons ici que les lésions articulaires, les seules qui soient justiciables d'un traitement hydrothermal. Ces lésions sont analogues à celles que l'on observe dans les arthrites traumatiques (Cornil et Ranvier).

La synoviale, qui est principalement intéressée, est hypérémiée, quelquefois dépolie, contenant une sérosité opalescente; jamais on n'a trouvé de pus dans ce liquide, toutes les fois qu'il s'est agi d'un rhumatisme vrai. Au contraire, dans les arthrites rhumatoïdes, anormales, ce fait a été constaté et on a pu y remarquer quelquefois des staphylocoques, streptocoques, diplocoques, gonocoques, etc. (Gerhardt).

L'hyperémie de la synoviale est véritablement phlegmasique et engendre une prolifération cellulaire abondante; de plus, le cartilage diarthrodial est constamment lésé, avec des degrés différents, selon la durée de l'arthrite rhumatismale. Quelquefois les altérations ne se perçoivent qu'au toucher; d'autres fois, les cartilages apparaissent tuméfiés, avec des fissures et même des érosions légères (Cornil et Ranvier). Il peut arriver également, dans les cas de rhumatisme articulaire prolongé, des altérations des gaines tendineuses, des bourses séreuses, du tissu conjonctif, qui entourent l'articulation malade. Ces altérations, que l'on constate à la suite du rhumatisme articulaire aigu, persistent souvent fort longtemps après la cessation de l'attaque rhumatismale, ce sont elles qui occasionnent la gêne de certains mouvements, la persistance de douleurs vagues, la raideur des jointures, et qui prédisposent souvent aux récidives.

CHAPITRE II

RHUMATISME ARTICULAIRE CHRONIQUE

Charcot a divisé les rhumatismes chroniques en trois sortes :

1° Rhumatisme articulaire chronique progressif (noueux);

2° Rhumatisme articulaire chronique partiel ;

3° Rhumatisme d'Heberden (nodosités).

E. Besnier comprenait ces trois variétés sous une seule forme, qu'il a appelée rhumatisme osseux.

Au contraire, le plus grand nombre des auteurs, qui ont traité cette question, admettent la classification de M. Charcot en y ajoutant deux autres variétés de rhumatismes articulaires chroniques : le rhumatisme articulaire chronique simple et le rhumatisme chronique fibreux.

1° Rhumatisme chronique simple

Cette forme de rhumatisme est parfois la conséquence du rhumatisme aigu ou du rhumatisme subaigu, qui ont laissé des résidus et des lésions persistantes dans les articulations contaminées. Dans d'autres cas, on voit cette affection s'installer d'emblée, précédant même des attaques de rhumatisme aigu, et provoquant une néoformation qui aboutira aux productions ostéophytiques (Bouchard). Cette forme a une parenté évidente avec le rhumatisme articulaire aigu, puisqu'elle peut venir à sa suite ou le précéder.

Dans le rhumatisme articulaire chronique simple, les lésions anatomiques constituent souvent, à elles seules, toute la symptomatologie de cette maladie. Elles sont analogues à celles de l'arthrite chronique simple, c'est-à-dire que la synoviale est épaissie, vascularisée, présentant quelques inégalités. Les cartilages sont dépolis et ternes, éraillés et gercés par endroits. Le tissu périarticulaire a plus ou moins perdu de son élasticité. La synovie est louche, peu abondante. Enfin, on constate quelquefois des adhérences fibreuses qui sont un commencement d'ankylose.

2° *Rhumatisme chronique fibreux*

Cette variété a été aussi appelée : rhumatisme périostique (Homolle), périostite externe rhumatismale (Duplay), etc. On voit souvent, dans le cours des rhumatismes aigus et subaigus, les tissus fibreux et aponévrotiques, le périoste, être envahis par la fluxion articulaire voisine ; mais, en dehors de ces cas, il en est d'autres où le périoste serait affecté de certaines manifestations rhumatismales, en dehors de toute arthropathie actuelle.

3° *Rhumatisme d'Héberden*

Cette affection, également connue sous le nom de nodosités d'Héberden, occupe spécialement les phalanges. Pendant longtemps on l'a confondue avec la goutte. C'est Héberden, le premier, qui a établi les caractères distinctifs de ces deux maladies. Charcot, qui a étudié à fond cette question, fait remarquer, comme Héberden, que jamais on n'y découvre de dépôts uratiques. Cependant on a vu cette forme de rhumatisme associée à la goutte. Dyce Duckworth, Charcot, Œttinger en citent des exemples. Nous en avons noté également un cas chez un des goutteux dont nous avons donné l'observation plus haut.

Les nodosités d'Héberden ont une étroite parenté avec l'obésité, la lithiase biliaire, le diabète et d'autres affections d'origine arthritique. On constate cette parenté non seulement dans les antécédents héréditaires des malades, mais encore dans la coexistence de ces maladies avec le rhumatisme d'Héberden. C'est pourquoi M. Bouchard le classe encore dans le groupe des maladies par ralentissement de la nutrition. Nous le voyons, en outre, fréquemment associé à d'autres formes de rhumatisme, notamment avec le rhumatisme chronique simple, le rhumatisme partiel, et surtout avec certaines lésions articulaires d'origine rhumatismale, dont M. Œttinger ferait une variété particulière et qu'il appelle rhumatisme chronique diathésique, parce qu'elle ne présente en réalité que des troubles trophiques développés sous l'influence de l'arthritisme. « Dans ce dernier cas, dit cet auteur, les altérations des jointures sont peu profondes : la synoviale peut être épaissie, les cartilages sont érodés, les extrémités osseuses sont parfois épaissies également, mais, au point de vue clinique, tout se borne à des raideurs articulaires, à un gonflement plus ou moins prononcé de l'articulation et à l'existence de craquements articulaires. Le début de ces accidents est insidieux et la marche en est lente. On les rencontre habituellement chez les vieillards (1). »

L'anatomie pathologique du rhumatisme d'Héberden ressemble à celle de l'arthrite sèche. Ainsi le cartilage diarthrodial subit l'altération velvétique, puis il disparaît et on trouve à sa place une surface osseuse éburnée. Il se produit à l'intérieur des ostéophytes qui exagèrent les contours naturels de l'articulation. Quant aux nodosités pisiformes, elles doivent leur accroisse-

(1) W. Œttinger, *Thérapeutique de la goutte et du rhumatisme* (1896), page 87.

ment à l'apposition des couches osseuses nouvelles (Charcot).

4° Rhumatisme articulaire chronique partiel

Cette affection est également connue sous le nom de rhumatisme osseux partiel, d'arthrite sèche, d'arthrocace sénile. Elle est spéciale à la vieillesse et elle est souvent associée au rhumatisme d'Héberden.

Le rhumatisme chronique partiel est quelquefois la conséquence d'un rhumatisme aigu; d'autres fois, au contraire, pendant le cours de son évolution essentiellement chronique, on peut voir survenir des accès d'arthrite aiguë. Enfin, il n'est pas très rare de constater, comme complications de cet état aigu, des endocardites, péricardites, pleurésies, et, comme complications de l'état chronique, de l'asthme, des migraines, des névralgies, du lombago, etc., autant de preuves qui affirment la parenté de cette forme de rhumatisme avec les autres affections d'origine arthritique.

Les lésions anatomiques sont graves dans le rhumatisme articulaire partiel. Les surfaces du cartilage qui sont en contact se détruisent (usure de Cruveïlhier), les épiphyses sont tuméfiées, éburnées; la synoviale s'épaissit et se couvre de végétations, le bourrelet périphérique est développé d'une façon extraordinaire; enfin il se produit une foule d'ostéophytes et de prolongations osseuses qui déforment l'articulation et en rendent peu à peu les mouvements impossibles. Quant au tissu osseux, il est raréfié; les ligaments se détruisent ou subissent une transformation calcaire.

5° *Rhumatisme articulaire chronique progressif*

Cette maladie, bien connue sous le nom de rhumatisme noueux, a été appelée également par Garrod arthrite rhumatoïde, par Vidal rhumatisme chronique primitif, par Wirchow arthrite déformante, par Œttinger polyarthrite déformante progressive. Elle a donné lieu à de nombreuses controverses au sujet de la détermination de sa nature. Tout d'abord, les anciens auteurs la confondaient avec la goutte. Ce furent Sydenham et Héberden qui en firent la distinction; plus tard, Charcot l'étudia spécialement et, après lui, Trastour, Vidal, Fuller, Garrod, E. Besnier traitèrent à fond cette même question.

La plupart des auteurs, tels que MM. Charcot, Homolle, E. Besnier, Cornil rattachent cette affection au groupe rhumatismal. M. Bouchard hésite, attendu qu'il ne lui trouve pas une affinité suffisamment établie avec les maladies par ralentissement de la nutrition, contrairement à ce qui a lieu pour toutes les formes de rhumatisme. Enfin un certain nombre d'autres médecins, notamment

MM. Fuller, Adams, Garrod, Hueter, Senator, Durand-Fardel, en font une maladie absolument étrangère au rhumatisme.

Plusieurs auteurs ont mis en avant une autre théorie, dans laquelle ils considèrent cette affection comme une maladie névrotrophique, se basant sur la façon symétrique dont elle se développe, sur la régularité de sa progression, sur la raréfaction du tissu osseux dont elle s'accompagne, et que l'on constate dans certains états paralytiques.

Enfin des recherches bactériologiques récentes semblent établir l'origine infectieuse de cette maladie. M. Charrin, au Congrès de Caen, en 1894, cite deux cas de polyarthrite déformante progressive survenus à la suite d'une amygdalite; il a retrouvé dans le pus de l'amygdale et dans le liquide des articulations malades, le streptocoque et le staphylocoque blanc. Plus récemment encore, au Congrès de Wiesbaden, en 1896, M. Gerhardt signale dans les liquides de cette forme d'arthrite la présence d'un très grand nombre de micro-organismes, les streptocoques, staphylocoques, gonocoques, etc. M. Schüller a trouvé également un bacille spécial dans la sérosité des articulations malades, et a fait sur des lapins des expériences fort intéressantes, en déterminant les lésions articulaires spéciales à l'arthrite chronique déformante de l'homme.

MM. Marie et Œttinger, dans leurs derniers travaux, insistent sur deux formes de rhumatisme noueux, formes déjà décrites par Charcot, l'une évoluant lentement, d'une façon insidieuse, avec déformations moins prononcées et se développant chez les vieillards ; l'autre, au contraire, se développant chez les jeunes gens, avec accompagnement de douleurs vives, puis donnant lieu à des déviations et des rétractions précoces (Œttinger). La première de ces affections se rapprocherait davantage de la diathèse rhumatismale et de l'arthritisme, puisqu'elle coïnciderait parfois avec les nodosités d'Héberden. M. Œttinger lui donne le nom de rhumatisme déformant sénile, par opposition au titre de polyarthrite déformante progressive, qu'il donne à l'autre affection dont nous venons de parler et qui n'a aucune parenté avec le rhumatisme et les maladies arthritiques. Toutefois, M. Sénac cite le cas d'un malade, fils et parent de goutteux, atteint lui-même de goutte régulière, qui, au bout d'un certain nombre d'années, vit les articulations de ses mains subir un travail de déformation progressif, typique du rhumatisme noueux décrit par Charcot. Or, sur ces articulations ainsi déformées, il se produisit des dépôts tophacés (1).

Nous pensons qu'il s'agissait là plutôt d'un rhumatisme d'Héberden, que l'on voit coïncider sou-

(1) SÉNAC, *Diagnostic de la diathèse congestive*, n° 2, page 75.

vent avec la goutte, ou bien de cette forme que M. Œttinger appelle rhumatisme déformant sénile et qui a des affinités certaines avec les affections arthritiques.

L'anatomie pathologique du rhumatisme noueux ou, si l'on préfère, de la polyarthrite déformante progressive, offre des caractères très sérieux de gravité, car il s'agit là d'une affection qui évolue malgré tout et qu'il est fort difficile d'entraver dans sa marche.

Les articulations malades sont le siège de lésions qui envahissent non seulement la synoviale et les surfaces intra-articulaires, mais encore les cartilages, les os et parfois même les muscles qui sont en rapport avec ces articulations.

Lorsque l'articulation n'a pas encore perdu toute sa mobilité, la synoviale est alors épaissie, recouverte de bourgeons, de végétations, de villosités; le tissu cellulaire du voisinage est épaissi, induré, et il forme des lamelles fibreuses superposées qui, naturellement, constituent un obstacle au mouvement de la jointure (Charcot). A un degré plus avancé de la maladie, lorsqu'il y a suppression absolue du mouvement, la synoviale disparaît dans une masse de prolongements fibreux, qui s'entre-croisent et forment des adhérences. Les cartilages altérés forment des cloisonnements; ils sont couverts d'érosions, d'ulcérations et finissent par se détruire, laissant à nu les extrémités osseuses. Sur celles-ci se développent alors des ostéophytes, des stalactites osseuses, qui dépendent de l'os même. Il est à noter que le tissu osseux est raréfié, friable, malléable. Enfin il arrive un moment où toute la cavité articulaire est remplie de végétations ostéo-cartilagineuses (Cornil et Ranvier). L'ensemble de toutes ces lésions et leur développement progressif finissent par déterminer une ankylose de l'articulation malade.

CHAPITRE III

TRAITEMENT HYDROTHERMAL DES DIFFÉRENTES FORMES DE RHUMATISME

Nous avons passé en revue les principales théories émises sur la pathogénie des rhumatismes, et nous avons jeté un coup d'œil sur les lésions articulaires qu'ils déterminent, afin d'avoir des indications rationnelles du traitement hydrothermal que l'on devra instituer. Il est évident que nous n'avons pas à nous occuper de la période aiguë du rhumatisme, qui n'est justiciable d'aucune pratique balnéaire. Nous verrons qu'il n'en est pas de même dans la période subaiguë, et dans les formes chroniques. Tous les auteurs et tous les praticiens sont d'accord sur les heureux résultats que l'on obtient dans un grand nombre de stations d'eaux, où le traitement thermal est approprié à la cure de ces affections.

Parmi toutes ces stations, en est-il une où la diathèse rhumatismale soit plus efficacement combattue qu'ailleurs? Pour notre compte, nous ne la voyons pas; à Ems et à Royat, par exemple, on enverra des rhumatisants à convalescence pénible et longue, avec troubles dyspeptiques, plus ou moins accentués. A Salies-de-Béarn, Salins, La Mouillère-Besançon, Salins-Moutiers, on enverra les jeunes rhumatisants anémiés, lymphatiques, dont l'état général laisse à désirer. Mais ce ne sont point là des stations où la diathèse même de l'arthritisme est combattue nettement, si ce n'est cependant à Ems et Royat. Or les différentes théories sur la pathogénie des rhumatismes ne nous offrent pas beaucoup d'indications; cependant on ne peut nier que, quelle que soit la nature de cette maladie, elle ne soit sous la dépendance d'un état diathésique qui a des liens de parenté les plus étroits avec la goutte, la lithiase biliaire, le diabète, l'asthme, les névralgies, etc., c'est-à-dire les maladies par ralentissement de la nutrition. Tout le monde sait que la plupart de ces affections trouvent à Vichy leur traitement classique, notamment la goutte, la lithiase biliaire et le diabète. C'est pourquoi la diathèse rhumatismale devrait vraisemblablement se trouver heureusement modifiée par les alcalins. Nous voyons dans le rhumatisme articulaire aigu une prédominance très marquée des acides dans l'urine, les sueurs, les épanchements pleurétiques, péricardiques, intra-articulaires. Beneke a constaté que le traitement par les alcalins diminuait cette acidité de l'urine et des sueurs. Enfin, les rhumatisants qui sont amenés à Vichy par leur foie, leur estomac ou quelque autre affection d'origine arthritique, paraissent se trouver admirablement du traitement par les alcalins. Les résultats qu'ils obtiennent sont les mêmes que ceux qu'ils pourraient obtenir à Royat, lors même qu'ils seraient débilités. Car nous savons que nous n'avons rien à craindre de la cachexie alcaline, d'une part, et que, d'autre part, ces malades trouveront à Vichy même une source contenant des principes ferrugineux, et par conséquent tonique. Enfin les fonctions de leur estomac se faisant mieux, les forces s'en accroîtront beaucoup plus rapidement. Beaucoup de rhumatisants sont atteints, en outre, d'une des affections citées plus haut (goutte, lithiase biliaire, diabète). Ce sera alors une raison déterminante pour les amener à faire une cure à Vichy. Nous allons démontrer plus loin combien d'avantages réels ils trouveront dans le nouveau traitement hydrothermal de cette station, et quels en seront les heureux résultats.

Ce que nous devons envisager surtout dans la cure thermale du rhumatisme, c'est la balnéothérapie et le massage. Ce sont là les deux procédés de choix qui, jusqu'à ce jour, ont amené les résultats les plus sérieux et les plus concluants. Il ne faut pas croire que dans un grand nombre de stations thermales où vont les rhumatisants, la composition chimique des eaux ait une influence appréciable sur les effets obtenus, c'est uniquement la façon dont est pratiquée l'hydrothérapie ou le massage, et quelquefois la réunion de ces deux méthodes. Un grand nombre d'auteurs sont d'accord sur ce fait et n'attachent aucune importance à la minéralisation de l'eau, mais bien à sa thermalité et au mode d'administration de la douche (Lasègue, Homolle, E. Besnier, Rendu, etc.). Du reste, nombreux sont les faits cliniques et les observations qui viennent à l'appui de cette opinion.

En général, les hydrologues divisent les stations où sont traités les rhumatisants en deux grandes catégories :

1° Les stations à eaux faiblement minéralisées, c'est-à-dire indifférentes, agissant surtout par leur degré de thermalité. Les principales sont :

Chaudesaigues (carbonatées sodiques), thermales simples.
Plombières (silicatées sodiques)....... id.
Luxeuil (chlorurées sodiques) .... id.
Néris (bi-carbonatées sodiques)....... id.
Bains (Vosges), (sulfatées sodiques, arsenicales) .... id.
Bagnoles (Orne), (chlorurées sodiques). id.
Lamalou (bi-carbonatées sodiques, arsenicales), etc.

On a l'habitude d'envoyer dans ces stations balnéaires les rhumatisants subaigus, ou ceux qui ont encore des articulations sensibles et sujettes à de nouvelles poussées aiguës.

2° Les stations plus minéralisées, qui ont la réputation d'agir non seulement par leur thermalité, mais encore par des propriétés spéciales à leurs eaux. Les principales sont :

Bourbon-Lancy.................... (chlorurées sodiques).
Bourbon-l'Archambault........... id.
Balaruc .... id.
Bourbonne-les-Bains.............. id.
Baden-Baden .... id.
Aix .... (sulfurées calciques).
Bagnères-de-Bigorre .... id.
Amélie-les-Bains................. (sulfurées sodiques).
Bagnères-de-Luchon .... id.
Bagnols.......................... id.
Barèges.......................... id.
Eaux-Chaudes .... id.
Ax............................... id.
Saint-Gervais (sulfatées sodiques, salines).
Barbotan (sulfatées sodiques, arsenicales). Boues minérales chaudes.
Dax (sulfatées calciques, ferrugineuses). Boues minérales chaudes.
Saint-Amand (sulfatées calciques). Boues minérales chaudes.
Saint-Nectaire (eaux chlorurées sodiques, bi-carbonatées).

Ces stations conviennent aux formes chroniques du rhumatisme. Les boues minérales de Saint-Amand, Dax, Barbotan, semblent avoir une heureuse influence sur le rhumatisme noueux, surtout lorsqu'on y ajoute la pratique du massage sous l'eau chaude. A Spa et à Marienbad, on emploie une sorte de tourbe que l'on imbibe d'eau minérale et que l'on chauffe ensuite.

Nous pourrions ajouter à ces deux groupes de villes d'eaux un troisième, comprenant Ems, Royat, Vichy, trois stations qui peuvent agir sur la diathèse même rhumatismale, comme sur les autres affections d'origine arthritique, par l'ingestion de leurs eaux. Si l'on ajoute à ce traitement interne une hydrothérapie bien comprise et un massage sagement pratiqué, on réunira alors toutes les conditions désirables pour obtenir des résultats sérieux et persistants. Actuellement Vichy, avec ses améliorations, ses nouveaux appareils, remplit d'une façon absolue toutes ces conditions, et c'est évidemment une des stations où le traitement hydrothermal est le mieux approprié à la cure des lésions anatomo-pathologiques des articulations contaminées par le rhumatisme aigu, subaigu ou chronique.

Un traitement hydrothermal aussi complet que possible, c'est-à-dire pouvant convenir à toutes les formes du rhumatisme et obvier à tous les accidents qui peuvent se produire, doit comprendre les procédés suivants :

1° Bains minéraux chauds;

2° Douches chaudes;

3° Massage sous l'eau chaude;

4° Bains de vapeur humide ou de chaleur sèche;

5° Bains de vapeurs chargées de matières médicamenteuses ou résineuses;

6° Bains d'acide carbonique.

On pourrait encore ajouter à cette nomenclature le bain de sable chaud, dont les bons effets ont été constatés dans la polyarthrite déformante; mais, avec l'appareil inventé par M. Berthe pour les bains de chaleur sèche ou de vapeur humide, on obtient des résultats aussi remarquables. Il faut observer que l'agent essentiellement curatif n'est autre que la thermalité considérable, qu'il s'agisse de la vapeur, du sable ou de l'eau chaude et, lorsqu'il y a des lésions articulaires, les actions combinées du massage et de l'eau ont une double importance. Nous l'avons déjà dit en parlant du traitement de la goutte, l'eau, à température élevée, a des propriétés essentiellement sédatives. On en fait d'ailleurs l'application pour une foule de phlegmasies, de congestions d'organes. Ainsi on l'emploie en compresses pour les cas de conjonctivite aiguë, pour les poussées d'acné, en gargarismes pour les amygdalites, en lavements et en irrigations vaginales pour des états congestifs de l'utérus et de ses annexes, etc., etc. Elle agit de même sur la peau et nous avons vu des crises de goutte céder rapidement sous l'influence de compresses d'eau très chaude, constamment renouvelées, ou de bains de pieds pris toutes les deux heures. C'est pour ce même motif que nous constatons ses excellents effets dans le cas de rhumatisme subaigu. Elle congestionne les téguments, en active ainsi les fonctions, après les avoir préalablement débarrassés des poussières étrangères qui pouvaient y adhérer.

Le massage est constitué par une série de manipulations thérapeutiques, essentiellement variables suivant les cas. Elles consistent : 1° en applications simples de la main et des doigts sur la peau ; 2° en effleurements ; 3° en frictions plus ou moins accentuées ; 4° en pressions ; 5° en pétrissage ; 6° en pincements ; 7° en percussion ; 8° en mouvements imprimés à l'articulation malade. Pour nous, nous considérons comme vraiment utiles quatre sortes de manipulations : les frictions, le pétrissage, la percussion et les mouvements articulaires. L'effleurement, en effet, n'agit que sur le système nerveux par réflexe, tandis que les frictions agissent sur les expansions périphériques du derme, sur le système vasculaire et sur la production locale du calorique. Le pétrissage et la percussion sont particulièrement utiles pour débarrasser les articulations malades des résidus morbides qu'elles contiennent, pour les ramollir, leur rendre peu à peu leur souplesse et leur libre fonctionnement. Enfin les mouvements articulaires ont, notamment dans les cas de rhumatisme chronique avec tendance à l'ankylose, une importance de premier ordre ; ils s'ajoutent aux autres manipulations dont nous venons de parler pour rompre les adhérences intra-articulaires et vaincre les obstacles qui s'opposent à la mobilité naturelle de l'articulation malade. En Allemagne et en Suède, on pratique même une manœuvre spéciale que l'on appelle vibration des membres, et qui consiste à saisir le pied ou la main et à imprimer à tout le membre une série d'oscillations violentes et rapides.

Lorsque le masseur aura à traiter des articulations encore douloureuses, ou, tout au moins, susceptibles de rechute aiguë, il devra se contenter de frictions légères pour commencer. Au bout de quelques jours, lorsque la tolérance s'établira, il augmentera peu à peu la pression avec la plus grande prudence, et ce n'est que quelquefois après un long traitement que les manipulations énergiques pourront être employées. Il faut, en outre, que tout masseur ait quelques vulgaires notions d'anatomie; il doit savoir quels sont les points qui doivent être spécialement manipulés dans une articulation quelconque; il doit tenir compte également de la direction des gaines tendineuses, des gros vaisseaux, etc.

Une autre considération des plus importantes se rattache à l'attitude que doit avoir le malade pendant la séance du massage. En général, quand on veut obtenir des effets de résorption veineuse, il importe de placer les parties dans le relâchement le plus complet. Si l'on veut, au contraire, agir sur le système artériel et amener une augmentation dans la masse sanguine que les artères entraînent dans une région déterminée en un temps donné, la tension musculaire est indiquée en pareil cas et s'obtient par différentes attitudes prises et conservées volontairement. Il résulte de ces indications précises, que le malade devra être étendu sur un lit de massage, pour réunir les meilleures conditions possibles.

L'ensemble de ces manipulations thérapeutiques jointes au bouillon d'eau chaude agit merveilleusement dans toutes les lésions articulaires chroniques du rhumatisme : empâtement, gonflement, rétractions tendineuses, adhérences des gaines et des synoviales, etc. Le succès dépend uniquement de la prudence du médecin et de l'habileté de l'opérateur. Ajoutons, en passant, que le massage a d'excellents effets dans une foule d'autres cas, tels que le torticolis, la crampe des écrivains, la sciatique, etc. Il est très utile dans les états congestifs des viscères en restituant aux capillaires et aux nerfs vasomoteurs un certain degré d'activité temporaire ou permanent. Enfin, il rend souvent des services réels dans l'atonie du tube digestif, estomac ou intestin.

Ce sont ces procédés, mis en pratique à Aix-les-Bains, qui ont valu à cette station sa réputation justifiée d'ailleurs pour le traitement du rhumatisme. Si certains malades, qui ont encore un état subaigu ou qui ressentent quelques vagues douleurs articulaires, se trouvent parfois mal de ce traitement, et s'ils voient en certains cas réapparaître un accès de rhumatisme aigu, cela tient, non pas à la composition chimique des eaux d'Aix, mais bien à la méthode de massage qui s'y pratique et qui reste invariable, c'est-à-dire toujours avec le même degré d'intensité et d'énergie. Or, cette méthode réussira dans les cas franchement chroniques, où les articulations ne sont plus irritables; mais si elles sont encore tant soit peu douloureuses, ces manipulations violentes les fatiguent et ramènent un état aigu. C'est l'histoire des goutteux qui sont pris d'un accès de goutte à la suite d'une trop longue marche. Nous avons passé une saison à Aix et nous avons pu constater *de visu* que le massage y est invariablement pratiqué de la même façon, sans que l'opérateur tienne compte des cas qu'il a à traiter, sans même tenir compte des prescriptions médicales.

La douche-massage, connue sous le nom de douche d'Aix, a été installée il y a trois ou quatre ans à Vichy, par les soins de la Cie fermière. Elle est identique à celle d'Aix, telle que l'a décrite M. Forestier. Le malade est assis sur un banc de bois, pendant que deux masseurs, ayant sous le bras gauche un tuyau déversant l'eau chaude, pratiquent leur opération sous ce bouillon. Cette séance dure dix, quinze, vingt minutes, selon les cas, et on la termine par une douche à haute thermalité. Les résultats obtenus par cette méthode furent semblables à ceux d'Aix, c'est-à-dire satisfaisants. Néanmoins, le Chef des services hydrothérapiques de l'Etablissement thermal, M. Berthe, déjà très connu par l'invention de son appareil-étuve, fut frappé des inconvénients que présentait la douche dite d'Aix ; il s'appliqua alors à la modifier, à l'améliorer et à en faire disparaître les côtés défectueux.

Dans le bain douche-massage de Vichy, inventé par M. Berthe, le malade est étendu sur un lit en caoutchouc, ce qui est déjà un immense avantage ; car ainsi, les muscles sont en état de relâchement, et nous avons vu plus haut que cette attitude du malade avait un haut degré d'importance. La position horizontale, tout en étant plus agréable, permet aux masseurs de faire leurs manipulations beaucoup plus librement et, par là même, plus efficacement. Ici, l'eau chaude n'est pas, comme dans la douche d'Aix, déversée en un simple bouillon, elle est projetée par un système de tuyaux les uns rectilignes, les autres en arc de cercle, qui couvrent le malade à une certaine hauteur. Ces tuyaux sont munis d'une série de pommes d'arrosoir et percés d'un grand nombre de petits orifices, par lesquels jaillit l'eau chaude. Ce sont là autant de petites douches qui viennent percuter la peau du baigneur, la décapent, la congestionnent et en activent vivement les fonctions. Cette percussion peut être augmentée ou diminuée, selon les besoins de la cause, le système de tuyaux pouvant s'abaisser ou s'élever à volonté. Comme dans la douche d'Aix, on termine par une douche à thermalité élevée. Le baigneur enfin est enveloppé et séché dans des linges brûlants, de telle sorte qu'il se produit une vive réaction : si l'on veut ajouter aux effets de cette douche-massage ceux d'une sudation abondante, ce qui, dans certains cas, peut avoir une grande importance, le malade devra se faire transporter dans son lit, à l'aide d'une chaise à porteur et y restera environ pendant une heure.

Les avantages de la douche-massage de Vichy, installée par M. Berthe, se résument donc en trois points principaux :

1° Excellente position du baigneur, qui est ainsi dans les meilleures conditions de massage au point de vue technique ;

2° Percussion et congestion de la peau. Décapage parfait ;

3° Extrême commodité de cet appareil, à la fois pour le malade et ses manipulateurs.

Bains de vapeur, de chaleur sèche, d'acide carbonique, etc.

Toutes ces pratiques balnéaires rendent les plus grands services dans la cure du rhumatisme. C'est encore l'élément chaleur qui joue le rôle le plus important, comme dans la douche chaude. On utilise ses effets sédatifs et on cherche à provoquer une sudation plus ou moins intense. En d'autres cas, la vapeur est chargée de substances volatilisables, dont les effets thérapeutiques sont exploités pour différentes affections. Ainsi on emploiera des vapeurs narcotiques ou émollientes à 36 ou 37°, pour calmer les affections aiguës de la peau ou les douleurs de certaines formes de rhumatisme ou de sciatique. On se servira des chaleurs sèches, stimulantes, excitantes, à la température de 45 à 60°, lorsque l'on aura à traiter des dermatoses chroniques, les rhumatismes chroniques, les névralgies, le lombago, en un mot, tous les cas où il sera utile de provoquer un appel de sang à la périphérie.

Un bain médicamenteux, qui jouit à juste titre d'une réputation considérable, est le bain térébenthiné, le bain chargé de vapeurs de baies de genièvre, de pin mugho. Il rend les plus grands services dans la sciatique et le rhumatisme. Ce furent Chevandier de la Drôme et Benoît qui firent connaître, en 1851, cette méthode curative, que le hasard leur avait fait découvrir. M. Chevandier avait remarqué que tous les ouvriers atteints de rhumatisme et de sciatique, qui travaillaient alors dans un four à poix du département de la Drôme, étaient complètement guéris par les vapeurs térébenthinées émanant de ce four. Ces Messieurs inventèrent un appareil pour tirer parti de leurs observations. Cet appareil, en forme de rotonde, était divisé en plusieurs loges, munies de bouches de vapeur et de tuyaux communiquant avec un foyer central alimenté de bois résineux. Il y avait, en outre, un système de ventilation qui avait été adapté par le Dr Rey.

La température des bains résineux et térébenthinés doit être de 45 à 55°. On obtient ainsi une congestion très vive des téguments, avec sudation plus ou moins abondante. Ces phénomènes amènent d'excellents résultats dans tous les cas de rhumatisme et de névralgies chroniques, dans les contractures des muscles, les paralysies rhumatismales, enfin dans les organopathies liées aux diathèses scrofuleuses et goutteuses.

Les bains d'acide carbonique rendent souvent également les plus grands services lorsqu'on veut calmer un accès de goutte, des douleurs articulaires rhumatismales, un lombago aigu ou des névralgies douloureuses, sciatique ou autres.

Toute cette thérapeutique balnéaire est de date relativement récente, et, bien que nous voyions les Romains en faire usage et les Orientaux s'en servir depuis fort longtemps, ce n'est que depuis peu d'années qu'on a cherché une application méthodique des bains de vapeur. La grande difficulté a toujours résidé dans les appareils employés à cet effet. Leur installation était fort chère et défectueuse, et de nombreux inconvénients ne pouvaient être évités, malgré toutes les précautions possibles. De plus, pour chaque sorte de bain, il fallait une installation spéciale et un appareil approprié.

Les bains de chaleur sèche, appelés aussi bains

tures, offrent de nombreux côtés défectueux dans leur mode d'administration avec les installations ordinaires. Les baigneurs y sont en contact réciproque et peuvent subir parfois la contagion d'une maladie quelconque. Ils respirent dans ces étuves un air vicié, chargé de miasmes provenant de la respiration et des sueurs. Cependant, tout récemment, M. Tallerman-Scheffield a inventé en Angleterre un appareil à bains locaux d'air sec et chaud. Il est composé d'un énorme cylindre de cuivre ouvert à ses deux extrémités et placé sur un chariot; à l'une de ses extrémités est adapté un manchon de caoutchouc, qui se fixe sur l'origine du membre exposé à l'action de l'air chaud. L'autre extrémité est munie d'un couvercle à vis, manœuvré par l'opérateur et qui laisse pénétrer à volonté l'air ambiant dans l'intérieur du cylindre. Au-dessous est établie une prise de gaz destinée à chauffer l'appareil. Enfin on se rend compte du degré de chaleur à l'aide d'un thermomètre situé au-dessus du cylindre. Cet appareil est simple, mais bien insuffisant, car il ne peut donner que des bains locaux et limités aux membres seuls. Or, les bains de chaleur sont souvent mis à contribution dans le traitement des rhumatismes du tronc, des épaules, de la hanche; dans le lombago, les névralgies intercostales. Souvent également ils sont extrêmement utiles dans les cas où l'insuffisance rénale ou hépatique nécessite une dérivation du côté de la peau. C'est pourquoi l'appareil Tallerman-Scheffield est loin de remplir toutes les conditions désirables, telles que nous les trouvons dans l'appareil Berthe.

Nous avons signalé en quelques mots les inconvénients des bains turcs, inconvénients qui proviennent uniquement de leur agencement défectueux. Nous en trouverons encore de plus sérieux dans les bains russes, ou de vapeur ordinaire. Ces bains se prennent dans une étuve circulaire garnie de gradins sur lesquels se tiennent les malades. La vapeur humide les entoure et les suffoque ; elle se condense au plafond et retombe en gouttelettes brûlantes d'un effet fort désagréable. S'il s'agit de bains de fumigation ou médicamenteux, les malades sont enfermés par groupes de deux ou quatre dans des caisses rectangulaires. Ici la tête est bien à l'air libre, mais elle est maintenue par une sorte de carcan, qui rend la situation du baigneur extrêmement gênante. La chaleur émane d'un poêle, dont on ne peut malheureusement régler la température. Dans le bain privé ou de sudation, les inconvénients sont les mêmes et l'installation identique. La seule différence existe dans le mode de chauffage. Au lieu d'un poêle, on se sert du gaz ou d'une lampe à alcool, qui ont parfois de pernicieux effets, en raison des produits délétères provenant de leur combustion. Mais, à notre avis, le plus grand reproche que l'on puisse faire à tous ces appareils, qu'il s'agisse des appareils à vapeur sèche ou à vapeur humide, c'est l'impossibilité de régler la température, et surtout de la distribuer sur le corps du baigneur telle que le demandent les lois physiologiques. Ainsi, dans les bains russes et turcs, elle est relativement basse dans les régions inférieures et trop élevée dans les régions supérieures, et c'est précisément le contraire qui devrait exister. Nous voyons là une cause réelle des accidents congestifs qui ont été signalés au moment d'un bain de vapeur. Dans ces anciens systèmes, la chaleur est répartie d'une façon absolument contraire aux principes de la physiologie. Dans son appareil, M. Berthe s'est surtout appliqué à éviter ce grave inconvénient, et nous pouvons constater par le tableau suivant qu'il a pleinement réussi :

GRADUATION DE LA TEMPÉRATURE DANS LES BAINS DE VAPEUR SÈCHE OU HUMIDE

1° Anciens systèmes, bains russes, turcs, caveans

Température	à hauteur	de la tête	80°
Id.	id.	du tronc	70°
Id.	id.	des extrémités inférieures.	60°

2° Appareils C.-A. Berthe

Température	à hauteur	de la tête	56°
Id.	id.	du tronc	63°
Id.	id.	des extrémités inférieures.	80°

Ces chiffres sont suffisamment éloquents et prouvent l'immense supériorité du système Berthe.

Du reste, l'ingénieux inventeur de cet appareil a tenu à éviter tous les autres inconvénients que nous avons signalés plus haut. La chaleur y est saine, admirablement réglée, logiquement répartie. Plus de contagion possible, puisque le baigneur est isolé et qu'après chaque séance on procède à un nettoyage antiseptique instantané; plus de promiscuité désagréable, plus de malaises ni de suffocations, et, surtout, plus de congestions à redouter. A lui seul, l'appareil Berthe suffit pour toutes les formes de bains de vapeur, sèche, humide, médicamenteuse, térébenthinée, pour les bains d'acide carbonique, d'oxygène, les inhalations, les douches de vapeur locales, nasales, pharyngiennes.

Ajoutons que ces appareils sont peu coûteux, peu encombrants, extrêmement propres, élégants et d'un fonctionnement très simple et commode.

Ils sont composés d'un réseau tubulaire et d'une caisse en acajou. Tout ce système de tuyaux sert à conduire dans l'étuve les différentes sortes de vapeurs que l'on désire employer, qu'il s'agisse de vapeur sèche, humide ou médicamenteuse. Au centre, se trouve un mélangeur à compartiments, avec récipient à essence et, par derrière, une soupape de sûreté. Tous ces tubes sont en communication avec des distributeurs qui ont chacun une attribution spéciale; l'un présidera aux applications générales, un autre à une application locale : dos, bras droit, bras gauche, jambe droite, jambe gauche, etc. Ils sont divisés en deux groupes, l'un concernant la chaleur sèche, l'autre la chaleur humide. Enfin, cette série de tubes est complétée par des purgeurs et un tuyau conduisant au dehors l'air chassé par les ventilateurs. La pression est indiquée par un manomètre, et la température, par un thermomètre placé sous les yeux mêmes du baigneur.

La seconde partie de l'appareil est composée d'une caisse en acajou, de forme rectangulaire, à parois mobiles, c'est-à-dire s'ouvrant dans tous les sens. Cette caisse est en communication immédiate avec le réseau tubulaire qui amène les différentes sortes de vapeur, qui les répartit simultanément sur tout le corps, ou simplement sur un membre quelconque, ou sur une région déterminée, par exemple la colonne vertébrale, les reins, etc. Dans le bain général, la disposition des tubulures permet de surchauffer telle ou telle partie du corps; et la température y est instantanément élevée ou abaissée à volonté. L'intérieur est muni d'un siège canné, placé sur un plancher de caoutchouc troué, de telle sorte que le baigneur peut se tenir debout ou s'asseoir; il reste dans cette situation, sans la moindre gêne, libre de ses mouvements et pouvant lire, boire, et même sortir de l'appareil sans l'aide de personne. Lui-même peut surveiller la plus ou moins grande thermalité de son bain, en ayant sous les yeux le thermomètre, dont nous avons parlé plus haut. Pour les bains généraux et locaux tout à la fois, il existe des compartiments spéciaux pour les bras et les membres inférieurs; ces compartiments sont en communication avec le système de tubes à vapeur. Ainsi donc, dans ce seul appareil, on peut prendre des bains locaux de n'importe quelle partie du corps, voire même de la tête, puis des bains généraux avec température graduée et répartie à volonté avec plus d'intensité sur une région voulue. Enfin, un système de ventilation spéciale entraîne au dehors par une sorte d'aspiration tous les miasmes qui proviennent des sueurs et du fonctionnement exagéré de la peau, mettant de cette façon le malade dans un milieu sain et propre. Pendant le fonctionnement de l'appareil, le tout est hermétiquement fermé; la tête du baigneur émerge au-dessus du couvercle par un orifice, muni d'une collerette en étoffe imperméable et s'adaptant au cou du malade sans lui causer aucune gène. Après chaque séance de balnéation, une douche de vapeur chargée de produits antiseptiques nettoie instantanément et complètement à fond tout l'intérieur de la caisse et de ses compartiments. Nous devons mentionner, en terminant la description de cet appareil, une loge située en avant et destinée à recevoir une certaine quantité de linge de corps, qui reste toujours très chaud et sec.

En résumé, l'appareil C.-A. Berthe est aussi

complet, aussi confortable que possible; il évite tous les inconvénients des anciens bains, n'a pas de flamme dans la pièce où il est installé, ne prédispose nullement aux congestions par la répartition absolument rationnelle de la température intérieure, et réunit à lui seul toutes les variétés de bains de vapeurs, de chaleur sèche, d'acide carbonique, les inhalations, etc.

C'est en 1892 que la Compagnie fermière de Vichy installa les appareils C.-A. Berthe dans l'établissement thermal de l'État. Les merveilleux résultats obtenus dans la cure de la goutte et du rhumatisme assurèrent à cette innovation un succès énorme et, dès l'année suivante, on tripla le nombre des appareils. Pendant la saison de 1896, 3,000 baigneurs firent usage de ces bains, et remarquons qu'ils sont encore très peu connus, que la plupart des praticiens ne songent nullement à envoyer leurs rhumatisants faire une cure à Vichy, dans l'ignorance où ils sont des deux procédés de balnéation qui y ont été récemment installés : la douche-massage de Vichy et l'appareil Berthe.

C'est en 1892 également que furent expérimentés pour la première fois les bains Berthe à l'hôpital Cochin, sous la direction de M. Berthe lui-même et avec l'assentiment de M. Dujardin-Baumetz. 27 malades atteints de rhumatisme subaigu ou chronique, de sciatique, de névralgies, d'insuffisance rénale hépatique furent soumis à cette balnéation thérapeutique par les soins de M. Berthe. Or, après cinq bains seulement, l'un de ces malades fut complètement guéri ; sept autres ont obtenu de si heureux résultats qu'ils purent quitter le lit où ils étaient cloués depuis des mois. Certains malades étaient atteints d'affections cardiaques et cependant il n'y a eu aucun incident à enregistrer (1). Nous savons en outre qu'à Vichy, plusieurs cardiaques ont été soumis aux pratiques balnéaires des appareils Berthe, sans en avoir éprouvé le plus léger inconvénient.

Il est une maladie, notamment, où le bain de vapeur sèche, de Berthe, rend les plus éminents services; nous voulons parler de la polyarthrite déformante progressive, c'est-à-dire du rhumatisme noueux. Que l'on nous permette de mentionner ici trois cas où les résultats obtenus sont absolument remarquables. Dans le premier, il s'agit d'une femme atteinte de rhumatisme noueux caractéristique ; les doigts, les poignets, les coudes sont pris et une épaule semble déjà s'empâter et subir les atteintes du mal. Cette dame est soumise aux bains de vapeur sèche pendant trois mois. Après cette période, l'amélioration est telle que la plupart des articulations contaminées ont retrouvé leur mobilité sinon complète, du moins fort suffisante. Dans le second cas, nous avons affaire à un homme

(1) Extrait du *Bulletin de Thérapeutique* du 15 septembre 1892. Article de MM. Potain, Lefort, Regnault et Dujardin-Baumetz.

rendu absolument impotent par la polyarthrite déformante; la plupart de ses articulations sont prises, notamment celle de l'atlas avec l'axis et l'articulation temporo-maxillaire, qui sont complètement ankylosées. Ce malade, dont aucun traitement n'avait pu améliorer la situation, est soumis aux bains de vapeur sèche pendant deux mois; il en prend un tous les deux jours et, dans l'intervalle, on lui fait un massage sous l'eau chaude. Or, les résultats furent merveilleux : toutes les articulations furent considérablement améliorées et le malade put reprendre une vie active. Seule, l'articulation du cou est restée ankylosée. Dans un troisième cas de rhumatisme noueux chez une femme, dont tous les doigts étaient pris ainsi que le poignet gauche, les bains locaux de vapeur sèche amenèrent une détente aussi marquée que dans les deux cas précédents et, depuis cette époque, la marche de la maladie semble complètement entravée.

D'ailleurs ceux de nos confrères qui habitent Paris pourront se rendre compte par eux-mêmes des excellents effets obtenus par l'emploi des appareils Berthe. Ils les verront fonctionner à la villa Saïd (avenue du bois de Boulogne).

L'établissement thermal de Vichy, grâce à ces heureuses améliorations et à la parfaite installation de ces deux nouveaux appareils, doit être considéré désormais comme un des premiers établissements hydrothérapiques où l'on puisse traiter avec succès les manifestations articulaires de la goutte et les différentes variétés de rhumatismes, sans parler d'une foule d'affections diverses qui peuvent bénéficier de toutes ces pratiques balnéaires, telles que la sciatique, le lombago, les arthrites chroniques, etc.

Nous croyons utile de rappeler ici l'opinion de MM. Proust et A. Mathieu à l'égard de ces agents thérapeutiques : « Il est à souhaiter que les ressources de nos stations françaises prennent, en ce qui concerne l'hydrothérapie et le massage, tout le développement qu'elles méritent. Il est à désirer que les médecins et les malades apprennent davantage à tirer parti de ces différents facteurs. Il y a des stations dans lesquelles les principes minéraux que contiennent les eaux ne sont que la partie la moins importante des éléments thérapeutiques que l'on y rencontre. Dans toutes, même les plus actives, les agents dits accessoires, indépendants de l'eau minérale, ont une valeur considérable (1). »

A Vichy, nous avons, avec l'appareil Berthe et le bain-douche-massage de Vichy, ces agents accessoires, dont parlent MM. Proust et Mathieu, aussi perfectionnés que possible. Le massage y est méthodique, réglé, prudent ; l'eau chaude y est

(1) A. Proust et A. Mathieu, *Hygiène du goutteux*. Masson, éditeur, 1896.

utilisée aussi intelligemment que nous pouvons le désirer; enfin les bains d'acide carbonique et de vapeur sèche, humide, médicamenteuse, térébenthinée, sont donnés conformément à toutes les lois, de l'hygiène et de la thérapeutique la plus rationnelle.

C'est pourquoi les faits cliniques et les observations recueillies donnent dès maintenant la preuve concluante des excellents résultats obtenus dans la cure du rhumatisme.

CONCLUSION

L'étude que nous venons de faire des appareils récemment installés à l'établissement thermal de Vichy ; d'autre part, le succès obtenu par ces nouveaux agents thérapeutiques, les observations que nous avons pu recueillir, sont autant d'arguments qui viennent militer en faveur d'une cure thermale à Vichy chez un grand nombre de malades que, jusqu'ici, l'on n'a pas crus justiciables de cette station. Aux excellents effets qui résulteront du massage sous la douche et des bains de chaleur et de vapeur, viendra s'ajouter l'action incontestable de l'eau prise en boisson. On luttera ainsi efficacement contre les lésions articulaires et, en même temps, contre l'état diathésique. Le point essentiel, dans un grand nombre de cas, sera de conduire prudemment ce double traitement, comme nous l'avons d'ailleurs fait remarquer avec insistance au cours de cette étude.

Nous sommes donc en droit d'affirmer que, désormais, Vichy pourra être considéré à juste titre comme une des premières stations françaises, où l'on pourra traiter avec succès les maladies suivantes :

1° La goutte franche, à allures normales et régulières;

2° La goutte asthénique, même chez des sujets affaiblis;

3° La goutte accompagnée de troubles dyspeptiques plus ou moins accentués;

4° Les différentes variétés de rhumatisme, c'est-à-dire les rhumatismes subaigu, chronique, d'Heberden, musculaire, etc.;

5° Le rhumatisme noueux ou polyarthrite déformante progressive;

6° La sciatique, le lombago, les névralgies.

Ajoutons à cette nomenclature la série de nombreuses affections d'origine arthritique, qui constituent le groupe morbide des maladies par ralentissement de la nutrition, de M. Bouchard. Elles sont d'ailleurs souvent concomitantes des affections citées plus haut. Ce sont : le diabète, la lithiase biliaire, les coliques hépatiques, les engorgements et congestions du foie, la gravelle urique, l'obésité et un grand nombre de maladies d'estomac, telles que le catarrhe chronique de cet organe, les dyspepsies, l'hypochlorhydrie, l'hyperchlorhydrie, l'atonie gastro-intestinale, etc.

M. A. Mathieu, dans son *Traité de thérapeutique des maladies de l'estomac*, estime que Vichy est la première station française pour la cure de ces affections. Les eaux des autres stations sont froides; on ne peut pas demander à leur thermalité naturelle, dit cet auteur, l'action calmante de la sensibilité, que l'on peut attribuer aux eaux chaudes de Vichy. Il ajoute que Vichy est une station remarquablement organisée, dans laquelle on donne une juste importance à l'hydrothérapie externe (1).

Nous terminerons enfin en affirmant que les neurasthéniques y trouveront également un traitement des plus rationnels, c'est-à-dire la douche, les distractions, le repos de l'esprit et l'ingestion d'eau minérale pour combattre le mauvais état de leur estomac.

(1) A. Mathieu, *Thérapeutique des maladies de l'estomac*. Oct. Doin, édit., 1895.

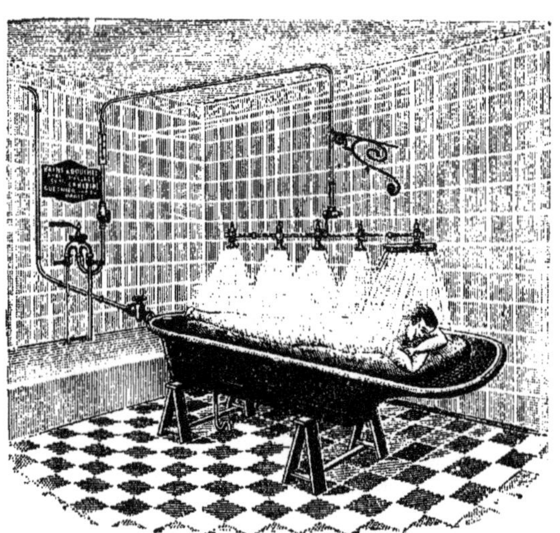

Bain-douche-massage de Vichy.

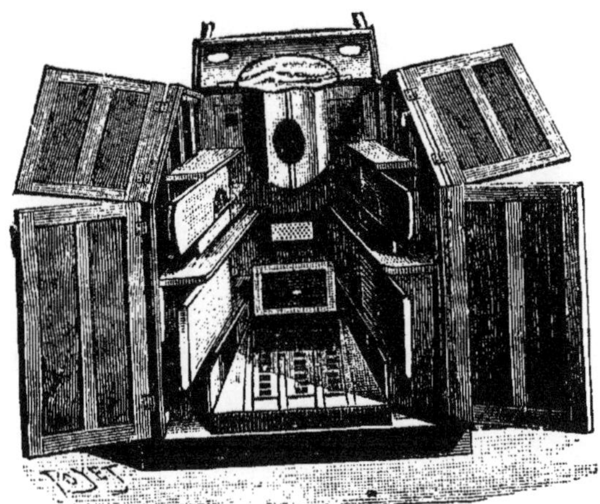

Appareil Berthe ouvert.

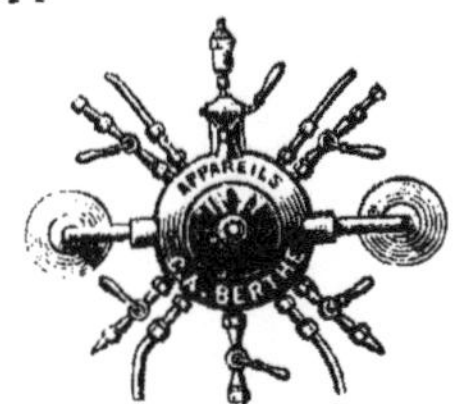

Mélangeur.

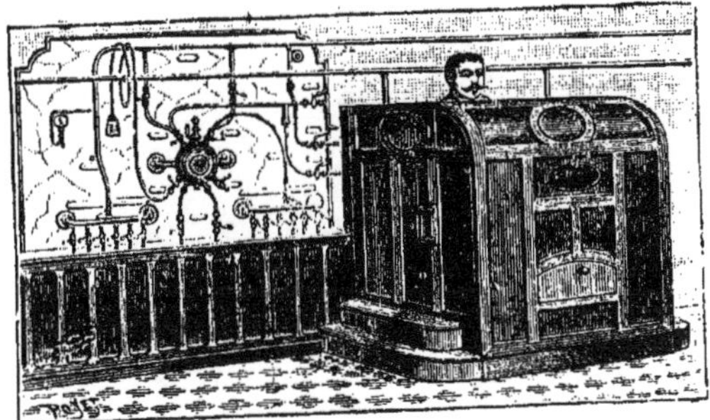

Appareil Berthe fermé.

TABLE DES MATIÈRES

DIJON, IMP. JACQUOT ET FLORET.

www.ingramcontent.com/pod-product-compliance
Ingram Content Group UK Ltd.
Pitfield, Milton Keynes, MK11 3LW, UK
UKHW021114260726
13994UKWH00002B/879